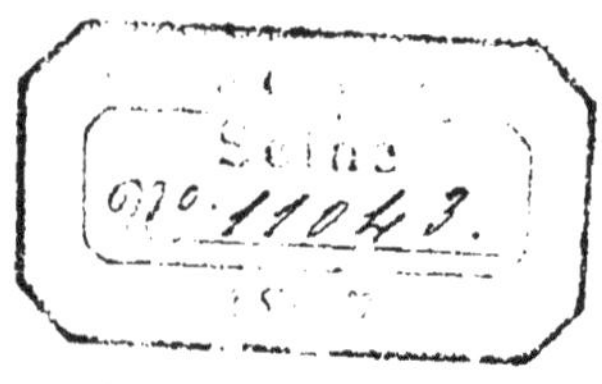

CHIRURGIE PRATIQUE.

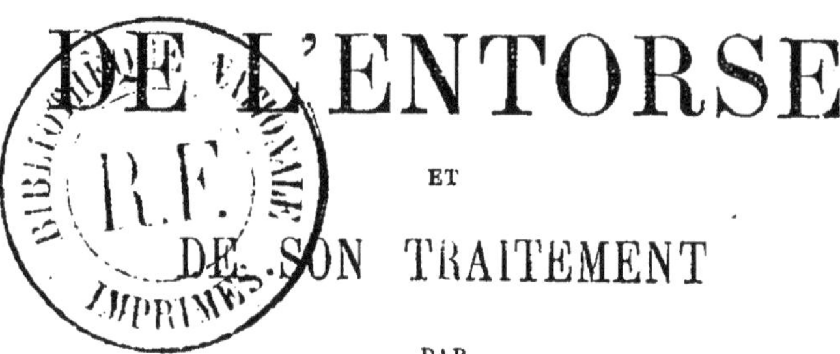

DE L'ENTORSE ET DE SON TRAITEMENT

PAR

M. LE DOCTEUR CHARLES BRAME

DE TOURS (1).

I.

On appelle entorse le tiraillement énergique des téguments et des parties molles qui environnent une articulation. Quelques auteurs admettent que l'entorse ne peut se produire que dans les articulations ginglymoïdales ; mais la plupart des autres reconnaissent que toutes les articulations sont susceptibles d'éprouver l'entorse. Nous adopterons cette manière de voir.

Les entorses que nous avons observées, sont en assez grand nombre ; nous en rapportons vingt-deux observations.

Comme d'ordinaire, les plus fréquentes correspondent à l'articulation tibio ou péronéo-tarsienne, se bornant parfois aux malléoles (douze); ensuite vient l'entorse du poignet (six) ; du genou (un); de la hanche (un); des doigts (deux).

(1) Travail communiqué au Congrès du Hâvre. — *Tribune médicale* du 21 octobre 1877.

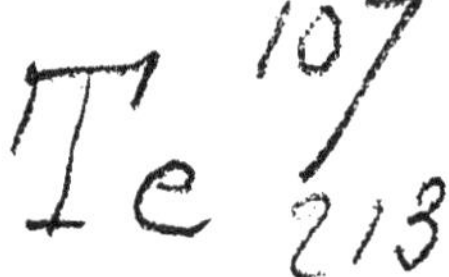

Chez aucun sujet, bien que le tiraillement ait produit des effets très-marqués, il n'a pas été porté jusqu'à la déchirure; mais le gonflement immédiat ou chronique considérable; la douleur plus ou moins vive; la grande difficulté ou l'impossibilité de faire exécuter au membre les mouvements de flexion et d'extension, ne laissaient pas prise au doute sur la nature de l'affection.

Presque toujours l'entorse était due à des mouvements forcés ou à des mouvements autres que ceux que comporte l'articulation; ou à des coups, à des chutes, etc.

Les articulations du genou et de la hanche sont beaucoup moins exposées à l'entorse que les articulations ginglymoïdales; cependant, on a observé un cas de chacune de ces entorses.

Relativement au temps écoulé entre l'accident et le traitement, il a été très-variable. Tantôt l'entorse venait de débuter (trois cas); tantôt, elle était plus ou moins ancienne: quinze jours, trois semaines, deux mois, trois mois, six mois, sept mois, dix-huit mois, deux ans (deux cas), et même dans un cas, neuf ans.

II.

Traitement. — Deux fois, on a pu éviter les ventouses scarifiées et se contenter d'applications de sulfocyanure ferrique, dissous dans l'alcool à 96°; de nitrate argentique, d'iodure argentique naissant. Cependant l'entorse, située dans un cas, à la malléole, datait de deux ans, et l'autre, placée au poignet, datait de dix-huit mois; les matières très-astringentes ont suffi.

Mais, dans tous les autres cas, récents ou anciens, on n'a réussi à détruire le gonflement qu'en enlevant la sérosité au moyen de ventouses scarifiées, quelquefois en très-grand nombre; dans un cas d'entorse récent, on est parvenu à guérir le sujet, au bout d'une heure, avec trente ventouses et trois cent soixante scarifications; il a suffi d'appliquer ensuite le tannin et le sulfocyanure ferrique, dissous dans l'alcool, à 96°, pour obtenir la guérison immédiate. Du reste, récente ou ancienne, il y a toujours de la sérosité épanchée dans les entorses, qui quelquefois s'épaissit et fait contracter des adhérences, ou bien la lymphe s'organise et dans les deux cas, il peut en résulter une ankylose incomplète.

Eh bien, les ventouses scarifiées sont le meilleur moyen d'obvier à cet effet désastreux; elles produisent le même résultat, mais bien plus efficacement que l'eau froide ou la glace (Baudens); et surtout que le massage rationnel. Celui-ci a de grands inconvénients; il laisse presque toujours après lui, plus ou moins d'empâtement et de douleur. Les ventouses scarifiées réussissent, même lorsque l'entorse est d'ancienne date, car il y a toujours alors plus ou moins de sérosité épanchée.

L'électricité d'induction, employée dans sept cas, concurremment avec les ventouses scarifiées, a contribué à faire disparaître le gonflement, en activant la circulation et faisant résorber une portion de la sérosité persistante.

Quant aux applications locales, elles ont consisté surtout et dans presque tous les cas, en sulfocyanure ferrique et tannin, l'un et l'autre, dissous dans l'alcool, à 96°, en solution concentrée. — On ajoutait parfois du nitrate ou de l'iodure argentique à ces moyens.

Quelquefois, on se contentait d'appliquer une solution alcoolique de tannin iodé et de l'iodure argentique.

D'autres fois, on avait recours au précipité d'eau

blanche, avec l'iodure argentique et la solution alcoolique de tannin.

Deux fois, on a employé des préparations coaltarisées et une fois du phénate sodique.

Le temps nécessaire, pour la guérison, a été, dans les vingt cas relatés, suivi jusqu'au bout:

Un jour. — 1. Entorse récente.
2. Entorse datant de quinze jours.
3. Entorse datant de six mois.
4. Entorse datant de deux ans.
5. Entorse datant d'un temps indéterminé.

Deux jours. — 1. Entorse datant de dix-huit mois.
2. Deux cas datant d'un temps indéterminé.

Trois jours. — 1. Double entorse, l'une datant de deux mois, l'autre de quinze jours.
2. Deux cas datant d'un temps indéterminé.

Quatre jours. — 1. Entorse datant de sept mois.

Sept jours. — 1. Entorse récente.

Huit jours. — 1. Entorse récente.
2. Entorse datant de trois mois.

Dix jours. — 1. Entorse datant d'un temps indéterminé.

Treize jours. — 1. Entorse datant d'un temps indéterminé.

Dix-huit jours. — 1. Récente.

Vingt-deux jours. — 1. Entorse datant de deux mois.

Des deux autres cas relatés, l'un ne vient qu'une fois à la consultation, bien que les mouvements de flexion aient été rendus plus faciles par le traitement. On n'a pas revu l'autre, après sept fois; il y avait une amélioration considérable.

Voici, d'ailleurs, sommairement résumés quelques-uns des faits que nous avons observés :

III.

OBSERVATIONS.

Observation I. — 4 *avril* 1852. — M. F. (Etienne). de Tours, 44 ans, ouvrier imprimeur en taille douce.

Tempérament lymphatico-sanguin; n'a jamais été malade. Double entorse aux malléoles des deux jambes.

Première, en descendant de voiture, il y a deux mois; il est resté soixante jours couché, deuxième, il ya quinze jours.

Engorgement œdémateux des deux malléoles de la jambe droite.

Traitement. — Sulfocyanure ferrique, dissous dans l'alcool à 96°, après quoi amélioration immédiate ; l'articulation tibio-tarsienne glisse plus facilement; et le soir, le malade travaille à l'atelier, sans fatigue ni douleur.

5. Le mieux se soutient; même application.

7. Le gonflement a diminué considérablement; il persistait depuis la première entorse; le sujet se trouve bien.

Sur les malléoles, iodure argentique naissant, sulfocyanure ferrique.

Guérison complète après trois applications; le sujet a repris son travail, sans inconvénient et sans fatigue; aucun gonflement ne s'est manifesté.

Guéri (en trois fois).

Observation II. — 6 *septembre* 1862. — M. L... de Tours, agent d'assurances.

Entorse et engorgement du poignet droit, existant depuis dix-huit mois.

Traitement antérieur. — Bain de sang, pommade mercurielle, eau sédative, etc. Depuis ce traitement, plus de souplesse et de force; aujourd'hui, le malade saisit un objet avec beaucoup d'énergie ; mais il reste du gonflement et de la douleur.

Traitement. — Iodure argentique; sulfocyanure ferrique.

Guéri (en une fois).

OBSERVATION III. — *Juillet* 1863. — M. B..., voyageur de commerce à Tours.

Entorse du pied droit, depuis huit jours, boite beaucoup.

Traitement. — Pendant trois jours consécutifs : ventouses scarifiées; sulfocyanure ferrique, tannin, dissous dans l'alcool, à 96°; nitrate argentique.

Dès le premier jour, gonflement diminué; marche moins difficile; le quatrième jour, marche habituelle; plus de gonflement, ni de douleur.

Guéri (en trois fois).

OBSERVATION IV. — 18 *octobre* 1863. — Madame R..., de Fondettes (Indre-et-Loire), 48 ans; tempérament sanguin.

Entorse du pied gauche, depuis six mois. Marche assez bien; mais malaise dans le membre.

Traitement. — Ventouses scarifiées; tannin et sulfocyanure ferrique, l'un et l'autre dissous dans l'alcool, à 96°.

Guérie (en une fois).

OBSERVATION V. — 21 *octobre* 1863. — Madame B..., de Tours, 56 ans. — Tempérament lymphatico-sanguin, vigoureux.

Entorse du pied droit, depuis deux ans.

Engorgement considérable des malléoles.

Traitement. — Ventouses scarifiées; sulfocyanure ferrique; nitrate argentique. Sur tout le pied sulfocyanure ferrique et tannin, dissous dans l'alcool, à 96°. Marche facilitée.

Guérie (en une fois).

OBSERVATION VI. — 6 *juillet* 1864. — M. V..., de Saint-Avertin (Indre-et-Loire).

Entorse du poignet gauche.

Douleur assez vive pendant les mouvements d'extension ou de flexion et surtout lorsqu'il soutient un objet pesant.

Traitement. — Six ventouses scarifiées, tannin iodé, sulfocyanure ferrique, et ensuite tannin, tous les trois dissous dans l'alcool à 96°

Quelques minutes après l'application ni souffrances, ni gêne; le malade soulève un poids de plusieurs kilog. avec la plus grande facilité.

Guéri (en une fois).

OBSERVATION VII. — 4 *novembre* 1865. — M. B..., Antoine), bûcheron, 57 ans, d'Evres (Indre-et-Loire).

Entorse de la hanche depuis dix-huit mois.

Traitement. — Vingt ventouses scarifiées, tannin iodé, dissous dans l'alcool; nitrate argentique; sulfocyanure ferrique, tannin, dissous dans l'alcool à 96°; un peu de sérat coaltarisé.

Après quoi, au bout de trois heures, le gonflement diminue notablement; il y a moins d'induration; le sujet étant assis, peut se lever avec moins de difficulté qu'auparavant; les mouvements d'extension sont moins douloureux.

11 *novembre.* — Amélioration considérable; marche facile; il ne reste plus qu'un peu de gonflement à l'articulation coxo-fémorale. — Ventouses scarifiées, tannin, sulfocyanure ferrique.

Guéri (en deux fois).

OBSERVATION VIII. — 25 *février* 1866. — M. B..., de Tours.

Entorse du poignet droit, par chute d'un arbre.

Traitement. — Ventouses scarifiées, sulfocyanure ferrique et tannin, dissous dans l'alcool à 96°.

28, 29, 30. — Même traitement.

1, 2, 3, 4, 7, 14 mars. — Même traitement.

Guéri (en dix fois).

OBSERVATION IX. — 4 *mars* 1864. — M. B..., négociant à Tours, 38 ans. Tempérament lymphatico-sanguin.

Entorse récente du pied; gonflement; douleur au mollet.

Traitement. — Ventouses scarifiées; sulfocyanure errique, tannin dissous dans l'alcool à 96°.

1, 6, 7, 8, 9, 13, 14, 15, 19, 21, 23, 25, 27, 29. — Même traitement.

Avril. 3, 5, 8. Même traitement.

Reste un peu de gonflement qui disparaît par des douches d'eau froide.

Guéri (en dix-huit fois).

OBSERVATION X.— 24 *octobre* 1866.— M. J..., de Tours. Entorse du poignet.

Traitement.— Ventouses scarifiées; sulfocyanure ferrique, tannin, dissous dans l'alcool, à 96°.

21, 26, 27, 29, 30, 31. — Même traitement.

Guéri (en sept fois).

OBSERVATION XI. — 13 *mai* 1867. — M. G..., d'Artigny (Indre-et-Loire).

Entorse tibio-tarsienne depuis deux ans.

Traitement. — Ventouses scarifiées, sulfocyanure ferrique et tannin, dissous dans l'alcool, a 96°.

16 *mai.* — Grande amélioration. Peu de gonflement. Mouvements facilités.— Même traitement.

27 *mai.*— Même traitement.

2 *juin.*— Mouvements de flexion faciles.

Guéri (en trois fois).

OBSERVATION XII.— 14 *septembre* 1867. — M. F. ., de Saint-Cyr, près Tours, menuisier, 21 ans. — Tempérament lymphatico-sanguin.

Entorse tibio-tarsienne, depuis sept mois.

Traitement antérieur. — Eau blanche, alcool camphré, vinaigre, bains de son, nombreux bains de sang, sans résultat avantageux.

Traitement. — Ventouses scarifiées aux malléoles et une au cou-de-pied; Iodure argentique, tannin et sulfocyanure ferrique, dissous dans l'alcool, en solution concentrée.

16 *septembre.* — Ventouses scarifiées qui donnent de la sérosité. Solution alcoolique de tannin, nitrate argentique; solutions alcooliques de tannin et de sulfocyanure ferrique.

Marche bien facilitée; mouvements de flexion étendus; peu de gonflement; peu de douleur aux orteils.

21 *septembre.* — A peine chaleur à l'articulation; douleur nulle à l'articulation, mais assez vive, par la marche toujours facilitée, aux orteils.

Ventouses scarifiées aux malléoles; tannin, sulfocyanure ferrique, dissous dans l'alcool, à 96°; nitrate argentique.

Sur la plante des pieds: tannin et chlorure ferrique, dissous dans l'alcool, à 96°.

22 *septembre.* — Electricité d'induction; tannin dissous dans l'alcool, à 96°; iodure plombique.

Guéri (en quatre fois).

Observation XIII. — 19 *avril* 1868. — Madame B..., de Tours.

Entorse tibio-tarsienne, du pied droit, depuis deux mois.

Traitement antérieur. — Frictions avec du chloroforme, et des liniments opiacés, sans résultat avantageux.

Traitement. — Ventouses scarifiées aux deux malléoles et au bord externe du pied.

Solution alcoolique de tannin iodé; nitrate argentique, phénate sodique. Bande de flanelle.

21 *avril.* — Très-peu de gonflement; marche facilitée. Ventouses scarifiées aux malléoles et au bord externe du pied. — Tannin, sulfocyanure ferrique, dissous dans l'alcool, à 96°.

23 *avril.* — Très-bien; moins de douleur à l'entorse; mais douleur rhumatismale au genou.

Ventouses scarifiées aux malléoles; solution alcoolique de tannin.

25 *avril.* — Malléole externe, bien. Malléole interne, léger gonflement.

Ventouses scarifiées; sulfocyanure ferrique; nitrate argentique; phénate sodique.

29 *avril.* — Marche facilitée; à peine du gonflement à la malléole externe; moins de douleur rhumatismale au genou; quelques crampes par la chaleur du lit. Constipation.

Biscuit de Sulot à la scammonée en deux fois.

Ventouses scarifiées aux malléoles ; sulfocyanure ferrique, tannin, dissous dans l'alcool, à 96°. — Electricité d'induction, aux genoux, aux mains, aux lombes.

Curaçao, étendu de moitié d'eau, avec 20 grammes d'éther par litre.

1er *mai.* — Beaucoup mieux ; gonflement concentré autour de l'articulation tibio-tarsienne. — Electricité d'induction. Solution alcoolique de tannin, à 96° ; un peu de sulfocyanure ferrique.

4 *mai.* — Ventouses scarifiées ; tannin iodé, dissous dans l'alcool, à 96°.

7 *mai.* — Un peu d'œdème ; ventouses scarifiées ; tannin iodé, dissous dans l'alcool, à 96° ; iodure argentique.

8 *mai.* — Est sortie dans la rue ; marche sans douleur ; peu de douleur rhumatismale.

Electricité d'induction aux lombes et aux genoux.

10 *mai.* — Ventouses scarifiées sur la malléole externe ; solution alcoolique de tannin iodé, à 96°.

12 *mai.* — De nouveau, promenade au dehors de la maison. — Aujourd'hui, légère douleur sous la malléole interne.

Ventouses scarifiées, solution alcoolique de tannin iodé.

Electricité d'induction aux mains, aux coudes, aux cuisses.

14 *mai.* — Nouvelle promenade ; plus de gonflement ; solution alcoolique de tannin.

Electricité d'induction contre les douleurs vagues et les crampes.

17 *mai.* — Très bien ; se promène. — Presque plus de douleur rhumatismale. — Deux ventouses scarifiées ; iodure argentique, tannin iodé.

19 *mai.* — Trace de gonflement, — quatre ventouses scarifiées ; tannin iodé, nitrate argentique.

23 *mai.* — Très bien. Friction avec une brosse de chiendent, puis avec de l'alcool, à 96°.

25 *mai.* — Pas de douleur hier ; un peu de douleur aujourd'hui. — Ventouses scarifiées ; tannin iodé, nitrate argentique.

28 *mai.* — Un peu de gonflement, moins prononcé encore que le 19 mai ; très-peu de douleur. — Friction

avec une brosse de chiendent, puis avec de l'alcool, à 96°.

8 *juin*. — Très-peu de douleur sur le bord du pied. Deux ventouses scarifiées ; tannin iodé.

13 *juin*. — Un peu de douleur par la marche. — Ventouses scarifiées; tannin iodé; iodure argentique; phénate sodique.

25 *juin*. — Rhumatisme au genou, combattu par l'électricité d'induction. Léger gonflement de l'articulation tibio-tarsienne. Ventouses scarifiées; solution alcoolique de tannin.

7 *juillet*. — Electricité d'induction : pied, genou et nuque, malléoles. Ventouses scarifiées, solution alcoolique de tannin.

Guérie (en vingt-deux fois).

Observation XIV. — 28 *septembre* 1868. — Madame G..., de Tours, 50 ans.

Entorse du poignet gauche, depuis trois mois.

Traitement. — Six ventouses scarifiées ; tannin iodé, nitrate argentique, sulfocyanure ferrique, dissous dans l'alcool, à 96°; électricité d'induction.

Par les ventouses scarifiées le sang coule abondamment; il est très-pâle; il y a diminution de la circonférence du poignet de plus d'un centimètre.

29 *septembre*. — Ventouses scarifiées à l'articulation radio-carpienne ; iodure argentique; solution alcoolique de tannin.

2 *octobre*. — Electricité d'induction. Ventouses scarifiées, tannin, sulfocyanure ferrique.

5 *octobre*. — Va très-bien; mouvements à peu près rétablis; reste seulement un peu de faiblesse. Electricité d'induction; iodure argentique.

6 *octobre*. — Poignet droit 16 cent. 33 ; poignet gauche 16 centimètres. Electricité d'induction. Tannin, sulfocyanure ferrique.

8 *octobre*. — Electricité d'induction. Tannin, iodure argentique.

9 *octobre*. — A peine de gonflement; mouvements en général faciles; mais il reste un peu de faiblesse. Trois scarifications; tannin, iodure argentique.

13 *octobre*. — Electricité d'induction; ventouses scarifiées, tannin iodé, dissous dans l'alcool, à 96°

Guérie (en huit fois).

Observation XV. — 1er *septembre* 1868. — M. B..., de Langeais (Indre-et-Loire).

Entorse du genou.

Traitement. — Electricité d'induction ; ventouses scarifiées, tannin iodé, dissous dans l'alcool, à 96°.

8 *novembre*. — Sulfocyanure ferrique, tannin dissous dans l'alcool, à 96°.

Prescription. — Friction avec une brosse de chiendent, puis avec de l'alcool, à 96°.

Guéri (en deux fois).

Observation XVI. — 13 *novembre* 1868. — M. B..., de Tours.

Entorse du petit doigt gauche; annulaire douloureux.

Traitement.— Electricité d'induction, ventouses scarifiées cylindriques. Immédiatement, le petit doigt, qui ne pouvait être qu'à demi fléchi, peut l'être complétement. Annulaire à peine douloureux. Iodure argentique, solution alcoolique de tannin.

14 *novembre*. — Ventouses scarifiées, iodure argentique, tannin.

Guéri (en deux fois).

Observation XVII. — 22 *novembre* 1868. — Madame V..., de Veigné (Indre-et-Loire), 53 ans.

Entorse du poignet droit, depuis trois semaines.

Traitement. — Electricité d'induction, ventouses scarifiées, iodure argentique, solution alcoolique de tannin.

Va mieux ; mouvements de flexion plus faciles.

Ne revient plus à la consultation.

Observation XVIII. — 31 *juillet* 1871. — M. B..., de Tours, 33 ans. — Tempérament lymphatico-nerveux.

Entorse du médius gauche.

Traitement. — Electricité d'induction, solution alcoolique de tannin.

1er *août*. — Une ventouse scarifiée cylindrique, iodure argentique, électricité d'induction.

2 *août*. — Même traitement. Planchette pour tenir le doigt immobile.

3 *août*. -- Iodure argentique naissant; solution alcoolique de tannin; électricité d'induction.

4 *août*. — Ventouses scarifiées; précipité d'eau blanche.

5 *août*. — Mouvements de flexion, à peu près rétablis; plus de gonflement. Iodure argentique.

6 *août*. — Electricité d'induction; trois ventouses scarifiées; iodure argentique.

7, 8, 9, 10, 11 *août*. — Electricité d'induction; iodure argentique; solution alcoolique de tannin.

13 *août*. — A peine de gonflement. Ventouses scarifiées; précipité d'eau blanche.

Guéri (en treize fois).

Observation XIX. — 12 *septembre* 1872. — M. J.. (Adolphe), 23 ans, de Tours.

Entorse de la malléole interne du pied gauche, depuis neuf mois.

Traitement. — Dix ventouses scarifiées; solution alcoolique de tannin.

13 *septembre*. — Ventouses scarifiées; solutions alcooliques de tannin et de sulfocyanure ferrique.

16 *septembre*. — Dix ventouses scarifiées; iodure argentique; tannin; précipité d'eau blanche.

19 *septembre*. — Bien. Dix ventouses scarifiées; tannin.

20 *septembre*. — Electricité d'induction; dix ventouses scarifiées; iodure argentique; précipité d'eau blanche; sulfocyanure ferrique et tannin, dissous dans l'alcool, à 96°.

26 *septembre*. — Ventouses scarifiées; tannin; sulfocyanure ferrique.

3 et 7 *octobre*. — Six ventouses scarifiées; tannin; précipité d'eau blanche. Amélioration considérable. Ne revient plus à la consultation.

Observation XX. — 17 avril 1874. — M. V..., de Tours. Entorse de la malléole interne du pied gauche, récente; gonflement assez considérable.

Traitement. — Dix ventouses scarifiées; solution alcoolique de tannin. Diminution du gonflement de plus de moitié; remue franchement les orteils.

16, 17 *août.* — Même traitement. Mouvements rétablis; à peine de gonflement de la malléole; douleur au-dessus.

18, 19 *août.* — Solution alcoolique de tannin.

21, 22 *août.* — Sulfocyanure ferrique et tannin en solution alcoolique.

Guéri (en huit fois).

Observation XXI. — 13 *janvier* 1875. — M. J..., 60 ans, de Vendôme (Loir-et-Cher).

Entorse du pied droit datant de quinze jours.

Traitement. — Ventouses scarifiées; solution alcooliques, à 96°, de tannin et de sulfocyanure ferrique.

Guéri (en une fois).

Observation XXII. — *février* 1876. — M. R..., 30 ans, de Vendôme (Loir-et-Cher). Tempérament lymphatico-nerveux. Entorse tibio-tarsienne du pied droit, datant de vingt-quatre heures. Gonflement considérable de tout le pied; douleur très-vive.

Traitement. — Trente ventouses scarifiées; sulfocyanure ferrique et tannin, dissous dans l'alcool, à 96°, en solution concentrée.

Guéri (en une fois).

IV.

Conclusions.

1° Quelques auteurs admettent que l'entorse ne peut se produire qu'aux articulations ginglymoïdales; mais, j'ai reconnu, comme la plupart de mes confrères, que toutes les articulations étaient susceptibles d'éprouver l'entorse.

2° Les entorses, que nous avons observées, dont nous rapportons vingt-deux observations, correspondaient à l'articulation tibio ou péronéo-tarsienne (douze); au poignet (six); au genou (un); à la hanche (un); aux doigts (deux). C'est comme d'habitude l'entorse tibio ou péronéo-tarsienne des malléoles qui l'emportait par la fréquence. Dans aucun cas, bien que le tiraillement ait produit des effets bien marqués, il n'a été porté jusqu'à la déchirure.

3° Le traitement est à peu près le même, lorsque l'entorse est très-récente ou lorqu'elle est passée à l'état chronique, depuis deux mois jusqu'à dix-huit mois, deux ans et même neuf ans.

4° La base du traitement doit être les ventouses scarifiées en plus ou moins grand nombre. Deux fois on a pu les éviter, en employant du sulfocyanure ferrique, dissous dans l'alcool, à 96°; suivi de nitrate ou d'iodure argentique. Mais, dans les autres cas, récents ou anciens, on n'a réussi à détruire le gonflement, qu'en enlevant la sérosité, au moyen de ventouses scarifiées, plus ou moins nombreuses.

5° Les ventouses scarifiées sont le meilleur moyen de dégager l'articulation; elles sont bien supérieures à l'eau froide, à la glace (Baudens) et au massage méthodique qui laisse fréquemment après lui de l'empâtement et de la douleur.

6° L'électricité d'induction, concurremment avec les ventouses scarifiées, a contribué à faire disparaître le gonflement, en activant la circulation et faisant résorber une partie de la sérosité.

7° Les applications de substances doivent consister principalement en sulfocyanure ferrique et tannin, l'un et l'autre, dissous dans l'alcool, à 96°, en solution concentrée. On ajoute parfois l'iodure ou le nitrate argentique à ces moyens. Quelquefois, on peut se contenter d'appliquer une solution alcoolique de tannin iodé et de l'iodure argentique. Rarement, on doit employer du précipité d'eau blanche, des préparations coaltarisées, du phénate sodique.

8° Le temps nécessaire pour la guérison complète, est beaucoup plus rapide que par les autres moyens et a varié, entre un, deux, trois, quatre, six, huit jours et vingt-deux jours.

PARIS. — IMP. VICTOR GOUPY, RUE DE RENNES, 71.

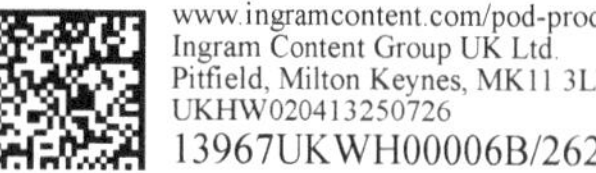
www.ingramcontent.com/pod-product-compliance
Ingram Content Group UK Ltd.
Pitfield, Milton Keynes, MK11 3LW, UK
UKHW020413250726
13967UKWH00006B/2621

9 782011 905444